LE TRESOR DE LA VIE,

OU

L'ART DE CONSERVER SA SANTÉ SOI-MÊME.

Le Prix de ce petit Livre le plus utile qui ait peut-être jamais été fait (dans ce ce genre), sera de 6 ſ. sans l'Estampe, & de 8 ſ. avec cet ornement.

Imprimé ce 15 Mars 1780.

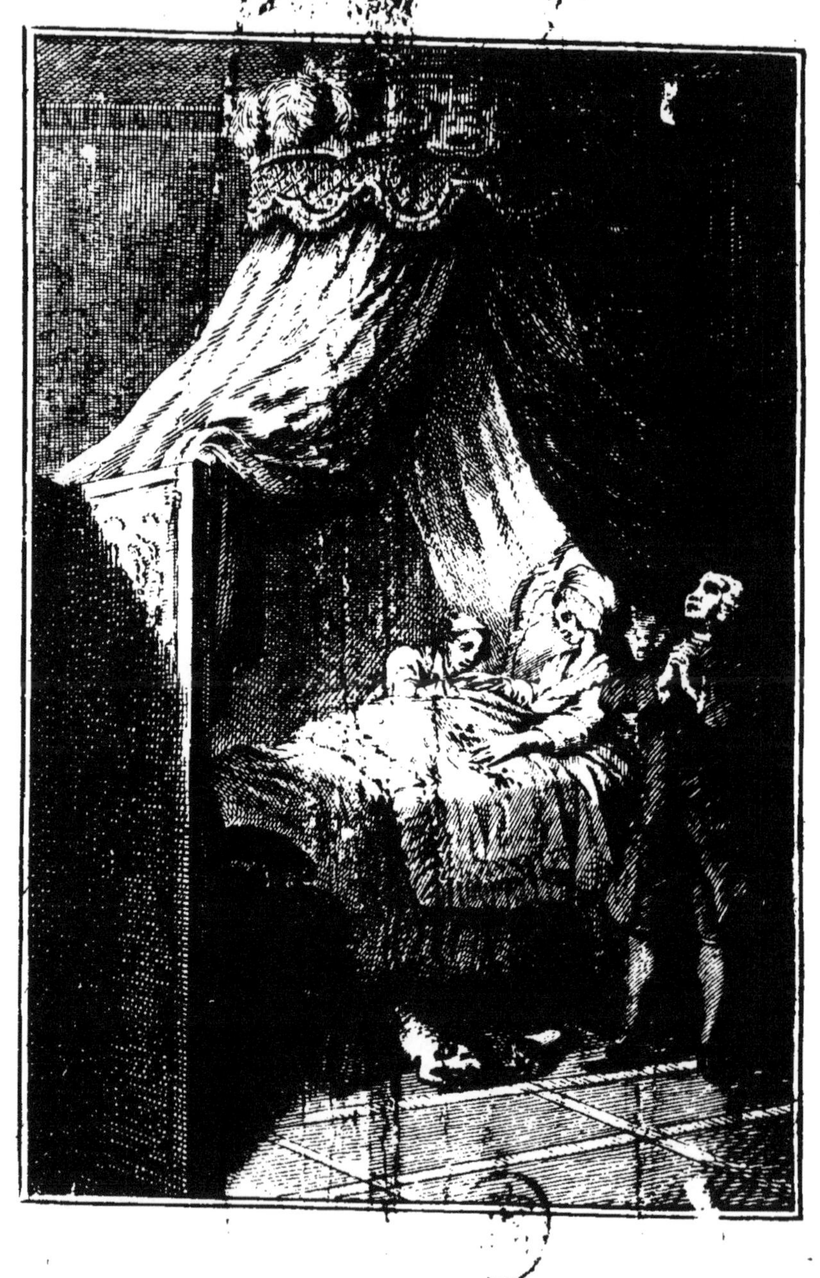

trop, ni trop peu, relativement à sa constitution, à ses exercices & à ses habitudes; & ce ne sont point ici des paradoxes, des rêves produits par des illusions fantastiques, des systêmes erronés, enfantés par l'orgueil & la présomption. Non, MESSIEURS, ce que je viens de dire est le résultat du parfait accord des hautes Sciences; car la Médecine sans la Philosophie, qui l'éclaire, n'est qu'une science conjecturale; mais instruite par cette savante sœur, elle fait des miracles, comme nous le voyons de nos jours.

Simplifier les moyens en tout, c'est ce que les hommes éclairés voient de mieux à faire, & c'est ce qu'ils font. Les Charlatans au contraire sont verbeux & inintelligibles; c'est une remarque bonne à faire, & par où je terminerai ce Préambule

CHAPITRE PREMIER.

De la Dépravation.

Les vérités les plus utiles ſont malheureuſement celles qui prennent le plus difficilement faveur; & celles qui étant appriſes s'oublient le plus vîte. L'Homme, cet être ſingulier qui ſe pique de raiſon, eſt, pour ainſi dire, celui de tout qui vit le moins raiſonnablement.

Les bêtes, bornées à leur inſtinct, ne font aucune de ces ſottiſes révoltantes que l'on voit faire aux hommes; ceux-ci ſans ceſſe en contradiction avec eux-mêmes, vivent dans une dépravation inconcevable ; il ſemble qu'ils n'apperçoivent le bien que pour le fuir, & les moyens de conſerver leur ſanté que pour s'en moquer; ils prodiguent leur vie, ſans ſcrupule, à des choſes auxquelles les animaux auroient honte de ſe livrer, s'ils étoient ſuſceptibles de quelques ſentimens moraux; il n'eſt aucun frein, aucun intérêt qui puiſſe les détourner de leurs accès frénétiques; la ſouffrance des maladies peut ſeule les rappeller à la raiſon toujours impuiſſante contre la fougue des paſſions déſordonnées qui les captivent, & les enchaînent comme de vils eſclaves; des années de douleurs font enfin qu'ils forment de foibles réſolutions de changer de vie; mais aſſez ſouvent ces réſolutions s'effaçent quand la ſanté revient, & l'on s'abandonne de nouveau au torrent de la ſottiſe, qui mene au même réſultat.

Il exiſte, je le fais, beaucoup d'excellens Ouvrages pour prémunir les hommes contre leurs propres extravagances; mais ils ſont peu connus de la multitude, qui ignore preſque tout ce qui lui ſeroit le plus avantageux ; c'eſt cette ignorance des choſes les plus ſalutaires qui fait qu'elle s'abandonne au torrent du vice, au déſordre des paſſions les plus honteuſes & les plus dénaturées, ainſi qu'à l'imitation des plus pernicieux exemples. Ce ſeroit donc rendre un ſervice ſignalé à cette même multitude, que de lui offrir un Ouvrage qui lui fît connoître, à la fois, ſes vrais intérêts, les principes d'une ſaine morale, ceux de la ſanté & du bonheur : or tel eſt celui-ci, ſi je ne m'abuſe.

Je ſais bien qu'aujourd'hui le ſouverain ridicule eſt d'être homme de ſens & de jugement, & de vivre en conſéquence ; mais malheur à qui craint les ridicules, & rougis d'être ſage ; celui qui ne brave pas l'opinion publique ſur la dépravation des mœurs, peut être certain de paſſer ſa vie dans des tourmens de toutes eſpeces ; je ne dis point quelle ſera ſa fin; mais le moindre mal qui puiſſe arriver à celui qui heurle avec les loups, c'eſt d'avoir bien mal à la gorge.

CHAPITRE II.

Des Livres & de l'Inſtruction.

Pourquoi multiplier les Livres inutilement, puiſqu'il exiſte des Bibliotheques qui renferment les tréſors des Sciences? Pourquoi? C'eſt parce que le peuple ne profite point de ce que ces Bibliotheques renferment; il les voit quelquefois de loin, les admire, & s'en va en diſant, que cela eſt beau. Le ſeul moyen donc de le faire participer à ces recherches, c'eſt de les lui diſtribuer en détail, avec les apprêts convenables à ſes facultés, c'eſt-à-dire, qu'il faut lui préſenter les objets (même ceux) qui lui ſont les plus ſalutaires, ſous des idées riantes, ſimples & faciles à ſaiſir, afin qu'il conçoive ſans effort tout ce qu'on lui dit ; car il eſt tels gens dans cette claſſe, qui ne voudroient pas acheter les avantages de jouir d'une bonne ſanté toute leur vie, au prix d'un moment d'attention.

Il faut donc une patience angélique, & un art tout particulier pour inculquer les vérités les plus utiles aux Hommes, il n'en faut pas moins pour leur ſuggérer l'envie de les pratiquer. Nous voyons bien, diſent-ils, ce qu'il faudroit faire, mais cela n'eſt pas aiſé, je vais vous dire pourquoi vous trouvez cela difficile, c'eſt parce que cela vous contrarie, & que tous, tant que nous ſommes, nous ne trouvons rien de facile que ce qui nous plaît.

A la ſuite des difficultés que les Inſtituteurs éprouvent pour faire le bien, viennent les ridicules propos, & les ſots contradicteurs; après ceux-ci viennent encore les avèugles & les eſprits rebours, qui ne trouvent jamais rien de bon que leurs avis & leurs informes productions.

Voilà les légions malignes que les hommes de mérite, quelqu'ils ſoient, ont à combattre; heureux qui peut les vaincre; plus heureux celui qui n'eſt pas dévoré du deſir d'être utile à ſes ſemblables, s'il vit ignoré, il vit tranquille; cependant qu'un méchant enfant batte ſa mere, & que des ignorans mépriſent leurs Inſtituteurs, il ſera toujours louable à celle-ci d'avoir allaité ſes enfans; & à des hommes d'eſprit de faire des ingrats; car, de toutes les manieres de faire du bien aux hommes, la premiere eſt ſans contrédit l'Inſtitution, & la Méthode la plus ſûre pour y parvenir des Livres. Faiſons donc des Livres, & tâchons de les rendre attrayant afin qu'ils deviennent utiles.

La matiere que je traite eſt privilégiée ſur toutes les autres, grands & petits y ſont intéreſſés. Donc elle mérite de fixer l'attention de tout le monde, pour peu qu'on attache de prix à ſa ſanté.

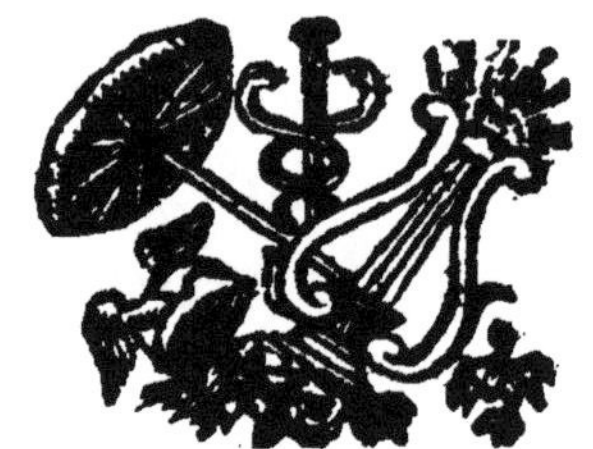

CHAPITRE III.

Des moyens de conſerver ſa ſanté, ou de la recouvrer lorſqu'on l'a perdue.

Plus on conſidere les hommes, plus on les obſerve, & plus on ſe convainc, que c'eſt des excès qu'ils font que leur viennent preſque toutes leurs maladies, ainſi j'en vois très-peu qu'ils ne prévinſſent par la frugalité & la tempérance; mais ils veulent auſſi follement que témérairement abuſer de leur faculté, afin, diſent-ils, de mieux jouir de la vie, & il en réſulte les plus terribles effets. Ces effets ſont l'appauvriſſement du ſang, l'épuiſement des forces, les langueurs, pires que la mort, & ſouvent une fin prématurée. Dieu, la Nature & notre Raiſon, nous font une loi de la ſobriété. La volupté, bien entendue, nous enseigne la même chose. Il en coûte cher pour transgresser cette loi, & tous les jours on la voit enfreindre. La raison de ceci est, que l'inconséquent en santé se moque des conseils les plus salutaires, croyant que cette santé dont il abuse ne s'altérera point, malgré les excès auxquels il se livre; qu'ainsi il est inutile de régler ses desirs sur sa constitution, & de modérer la fougue de son imagination sur ses forces naturelles. Mais vient-il à se méprendre dans son calcul, & à être malade, autant il étoit téméraire dans l'orage des passions, autant il devient pusillanime dans les différentes situations où le mettent les maladies. Il écoute alors tous ceux qui lui parlent remedes, jusqu'aux enfans; il voudroit que le Ciel & la Terre s'intéressassent à sa guérison, & que l'on sacrifia tout à ses nouveaux desirs; il murmure contre la Providence, qui ne fait point de miracle pour le tirer de ſon état, ſans penſer qu'il eſt comptable à cette même Providence du mauvais emploi qu'il a fait de ſes dons. Telles ſont pour l'ordinaire les inepties de la plupart des hommes.

Ceci nous ramene naturellement aux réflexions ſuivantes: que plus on examine les hommes, & moins on peut concevoir leur conduite; il ſemble qu'ils ſe faſſent un jeu de leurs propres déſaſtres, afin de parvenir plutôt à leur entiere deſtruction. O hommes! juſqu'à quant courrez-vous précipitamment au-devant de tout ce qui peut vous nuire, ou vous détruire! Quelle bravoure eſt celle-là! Dites? juſqu'à quant ſerez-vous au-deſſous des animaux, avec tant de prérogatives pour leurs êtres ſupérieurs?

Je reviens donc à mes moutons, & je dis, que puiſqu'il eſt démontré qu'aux accidens près, notre ſanté, eſt entre nos mains ; c'eſt à nous à la conſerver ſoigneuſement ; de même que c'eſt à nous à ne faire que ce qu'il convient pour la recouvrer lorſque nous l'avons perdue par notre faute.

De bons reſtaurans ſont néceſſaires à celui qui eſt épuiſé : on ſait cela, oui on ſait cela ; mais, ce que l'on ne fait pas toujours, c'eſt de les prendre modérément, toutefois, ſans cette précaution, ils ſeroient auſſi pernicieux, qu'ils ſeront ſalutaires pris avec ſageſſe.

La diete eſt indiſpenſable pour les plénitudes & le manque d'appétit ; mais il ne faut pas non plus s'exténuer ; de même que l'eau eſt excellente pour les indigeſtions, mais ſans excès.

Selon l'exigence des cas, il faut plus ou moins d'exercices, cela dépend abſolument des forces & du tempérament de chaque individus.

Il eſt incroyable les bons effets & les cures merveilleuſes qui ont été opérées, avec ce régime; & ces remedes auſſi ſimples que naturels, auſſi aiſé à trouver, que facile à pratiquer. Ligienne eſt recommandé par tous les Oracles en Médecine de tous les pays, & pratiqué avec les plus grands ſuccès, dans tous les lieux: ceci eſt bien avéré. Mais on ſe fait des monſtres de tout, la frugalité paroît un ſupplice à quiconque veut vivre aujourd'hui ſans ſe ſoucier du lendemain. Le grand ſyſtême de nos jours, eſt de jouir, courte & bonne diſent les uns, après moi le déluge diſent les autres. Cette prétendue Philoſophie, deſtructive de tout ſentiment, ne ſauroit être que celle des inſenſées & des méchans, qui détruiſent autant qu'il eſt en leur pouvoir, les Loix Divines & Humaines. Cette pitoyable démence ſurprend d'autant plus qu'on ne meurt pas toujours à point, & que la plupart de ces joyeux égoïstes, qui ont eu le systême de *courte & bonne*, maudissent leurs sottises, & les pernicieux amis qui les ont excités à vivre ainsi. Ce qui occasionne ce changement, est pour l'ordinaire une vieillesse prématurée & languissante.

Voilà, MESSIEURS, les inconvéniens inévitables, attachés à la déraison pendant le cours de sa vie. Ceux qui sont attachés à l'inepte crédulité, ne sont pas beaucoup moindres, comme nous allons le voir.

On est malade, & l'on veut guérir : cela est naturel. Mais au lieu de s'examiner pour savoir d'où provient le mal, & ce qu'il seroit à propos de faire; au lieu de consulter les gens de l'Art, on se livre, sans réflexion & sans réserve à des Charlatans, qui vous flattent de vous guérir, & qui bien loin de cela, pour l'ordinaire ils vous tuent; ou vous rendent perclus & paralytiques. Ainsi, dans le cas de déraison, nous sommes les victimes de nos propres sottises, & dans le cas d'une confiance mal placée, nous le sommes de celles des Charlatans, à qui notre santé importe beaucoup moins que notre argent.

Donc c'est à nous à chercher les moyens de nous garantir de la turpitude, & de ses suites; c'est à nous à nous sauver des embuches des Empyriques, envieux de nos dépouilles; c'est à nous d'abjurer, avant tout, les folies qui interrompent le cours de notre santé; c'est à nous de nous abstenir de tous excès, puisqu'ils tarrissent les sources de la vie; c'est à nous enfin à nous éclairer & à vivre raisonnablement, si nous voulons vivre heureux, & mourir tranquille.

J'ose croire que celui qui lira

c[illegible] avec [illegible], & le méditera avec soin, ne le sera pas inutilement. J'ose croire que celui qui le pratiqueroit auroit beaucoup à se féliciter sur sa nouvelle maniere de vivre.

SUPPLEMENT.

Avant que d'avoir communiqué cet Ouvrage à des personnes éclairées, je me félicitois de l'avoir fait ; un d'eux, en me faisant compliment sur ma judiciaire, a obligeamment ajouté : C'est dommage, ils ne l'entendront pas.

Ce propos ne m'a point échappé, & j'ai répondu à l'homme en question, que j'avois cependant rendu mon langage bien simple & bien intelligible ; & que quant au système, il n'étoit pas possible de prévoir tous les cas particuliers, non plus que tous les si & les mais des sots & des ignorans, qu'en [illegible] bliſſant des principes ſur des baſes ſolides & connues, on ne pouvoit rien dire contre, qui méritât quelque attention.

Vous aurez toujours raiſon en parlant à de gens d'eſprit, repliqua-t-il, mais vous ne devez pas ignorer que le nombre n'en eſt pas grand, & que les ſots & les ignorans ſont d'autant plus difficiles à convaincre, qu'ils ne vous conçoivent pas; il faut avec eux ne pas ſe laſſer de répéter les choſes les plus claires; avoir le courage de les laiſſer rire avec leur air bêtement malin, comme s'ils y entendoient fineſſe. N'avez-vous jamais vu des gens, qui ne ſavoient pas lire, critiquer les meilleurs Livres; & des barbouilleurs fronder d'excellens Peintres; & ne ſavez-vous pas enfin que l'on ne perſuade les ſots qu'avec des ſottiſes.

Je ſais tout cela, & je n'en ſuis que médiocrement effrayé, non que je ſache me ſervir de ſemblables moyens, pour perſuader qui que ce ſoit, d'autant mieux que l'approbation des gens de mérite me ſuffit, entendez-vous. Tout ce que je puis faire pour captiver la bienveillance de ceux qui ont la conception dure, & l'intelligence bornée, c'eſt de répéter encore une fois ce que j'ai déjà dit plus de vingt.

Réſumons donc:

Pour conſerver ſa ſanté, il ne faut faire aucun excès d'aucun genre: ce ſyſtême eſt ſimple, facile & clair.

Pour recouvrer cette même ſanté lorſqu'on l'a perdue, il faut examiner les cauſes qui l'ont fait perdre, s'aliter le plus tard poſſible, ne pas trop écouter ſon mal, & point du tout certaines bêtes qui veulent ſe mêler de gouverner les malades, tandis qu'elles ne ſavent pas ſe gouverner elles-mêmes en ſanté; enfin pour quoi que ce ſoit. Vous entendez ? Pour quoi que ce ſoit, n'écoutez jamais les ſots, ſi vous ne voulez pas être dupe & victime de leurs ſottiſes ; mais ſi vous êtes malades, conſultés les gens experts en l'Art de guérir ; & aſſurez-vous bien que ſi ceux-là ne vous guériſſent pas (de concert avec la Nature) tout autre le tenteroit en vain.

Quand nous ſommes malades, (écoutez bien ceci vous autres qui baillez & qui dormez, quand on veux vous ſauver la vie, & vous la rendre agréable) ; quand nous ſommes malades donc, nous avons à lutter contre le mal, contre l'imagination qui le groſſit, contre les préjugés qui nous aſſiégent, & enfin contre de faux remedes, que de faux ou d'imbéciles amis veulent nous adminiſtrer, &c. Il n'eſt donc guere poſſible de ne pas ſucomber ſous le poids accablant de cette multitude d'ennemis, qui se sont ligués ensemble pour nous tourmenter, & nous faire mourir dans les angoisses. Il faut le dire, parce que c'est une chose constante, il faut un courage à toutes épreuves pour vaincre cette armée d'auxilliaires qui ravagent en pays ennemis; ainsi malheur aux pauvres malades, qui ne sont ni éclairés, ni courageux, & qui pour comble de disgrace sont entre les mains des ignorans, ceux-là souffrent plus que les autres, & ne payent pas moins le tribut à la Nature, après mille débats cruels.

Dans les maux, comme dans les événemens, il faut de la fermeté, sinon vous mourez mille fois pour une.

Il m'en faut bien à moi, pour faire ce que je fais avec une ame aussi sensible, qu'élevée; & un cœur grand jusques dans l'abjection.

FIN.

www.ingramcontent.com/pod-product-compliance
Ingram Content Group UK Ltd.
Pitfield, Milton Keynes, MK11 3LW, UK
UKHW020230180726
13838UKWH00005B/2301

9 782329 329130